AF383958

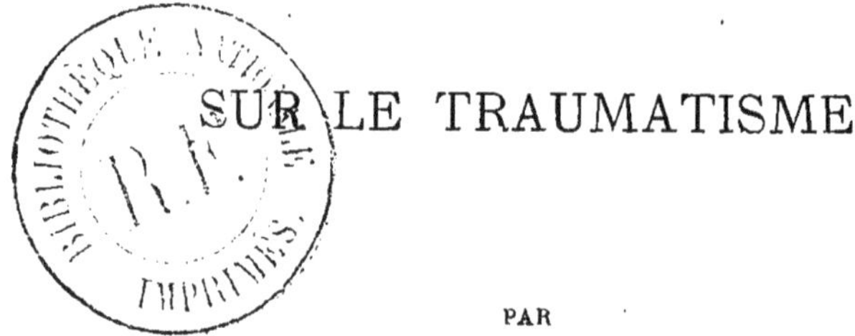

AFFECTIONS CARDIAQUES

SUR LE TRAUMATISME

PAR

Henri FAUCHER,

Docteur en médecine de la Faculté de Paris.

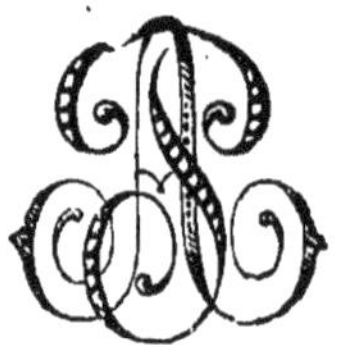

PARIS

A. PARENT IMPRIMEUR DE LA FACULTÉ DE MEDECINE
31, RUE MONSIEUR-LE-PRINCE, 31

——

1877

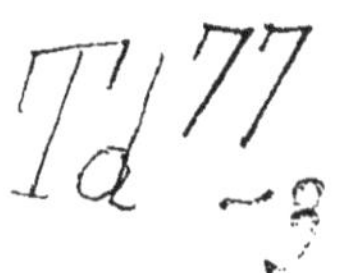

A MES PARENTS

A MES AMIS

A mon Président de thèse

M. LE PROFESSEUR VERNEUIL

CONTRIBUTION

A L'ÉTUDE DE L'INFLUENCE

DES AFFECTIONS CARDIAQUES

SUR LE TRAUMATISME.

AVANT-PROPOS.

Il n'y a pas bien longtemps que l'on a pris l'habitude d'examiner avec soin l'état général et la constitution des blessés pour se rendre compte des accidents insolites tels qu'hémorrhagies rebelles, inflammations graves, qui viennent parfois compliquer les plaies les plus simples. Les anciens chirurgiens se bornaient à constater l'apparition de ces accidents sans tenter de remonter à la cause première, ou du moins ils ne s'efforçaient pas de rechercher si cette cause n'existait pas dans l'organisation même du malade.

Les hémorrhagies abondantes et répétées, survenant à la suite de blessures souvent insignifiantes, étaient bien mises sur le compte d'une prédisposition spéciale, l'hémophilie, qui, sans doute, possède une existence réelle, mais dont le domaine doit être singulièrement réduit maintenant qu'on sait avec quelle facilité de semblables hémor-

Faucher.1

rhagies ont lieu lorsque les parenchymes rénaux ou hépa-
du tiques sont gravement lésés.

En 1847, Boyer, dans sa thèse de concours d'agrégation,
traitait du rôle que jouent les diathèses dans les affections
chirurgicales. Passant en revue toutes les diathèses admises
par les pathologistes, et elles étaient nombreuses, il les
étudiait toutes séparément, et montrait leur influence funeste sur les suites des traumatismes. Mais il n'avait guère
en vue que les complications se manifestant chez des individus arrivés à une période de cachexie; or les conditions fâcheuses dans lesquelles se trouvent tant de blessés
ou opérés, déjà profondément cachectiques et débilités,
n'ont jamais été méconnues par personne.

Ce qu'il y a d'intéressant dans l'histoire des diathèses
c'est la part qu'elles prennent au développement des accidents chirurgicaux, alors même qu'elles ne s'étaient encore
manifestées par aucun désordre bien marqué, et qu'elles
n'existaient, pour ainsi dire, qu'à l'état latent. C'est de
cette façon qu'on voit chez des diabétiques, jusqu'alors
très-bien portants en apparence, les solutions de continuité des téguments devenir le point de départ d'érysi-
pèles ou de phlegmons presque toujours gangréneux.

Dans un mémoire lu au Congrès médical de 1867, M. le
professeur Verneuil, parlant de l'influence des états diathésiques sur le résultat des opérations chirurgicales, rap-
pelait ce fait bien étrange en apparence, mais reposant
sur des chiffres irréfutables, à savoir que les amputations
pour lésions traumatiques sont infiniment plus graves que
celles qu'on pratique pour des lésions de longue date; et
après avoir discuté cette donnée des statistiques, il arrivait
à cette conclusion que « bon nombre de sujets amputés,
qu'on suppose sains, sont, en réalité, dans un état diathé-

sique qui porté la responsabilité du dénouement final[1]. »

Depuis cette époque, de nombreux travaux publiés par ce professeur ou entrepris sous son impulsion ont établi les rapports réciproques des lésions traumatiques avec les diathèses ou les graves maladies organiques.

Parmi ces dernières, les maladies du cœur n'avaient été encore l'objet d'aucun travail de ce genre. Il appartenait à M. Verneuil d'appeler, le premier, l'attention sur ce point. Ayant eu l'occasion de traiter dans son service deux blessés chez lesquels des complications inflammatoires et hémorrhagiques ne pouvaient être expliquées que par des désordres cardiaques concomitants, M. Verneuil fit, au commencement de cette année, à l'Académie de médecine, une communication très-intéressante au sujet de ces deux malades, et montra comment, d'un côté, l'affection du cœur avait contribué à produire les complications et, d'un autre côté, comment l'évolution des accidents locaux avait retenti sur la maladie générale.

M. Verneuil a bien voulu nous permettre de lui emprunter ses deux observations, qui font la base de ce travail ; il y a joint, avec son inépuisable obligeance, ses conseils et ses notes personnelles. Qu'il nous excuse si nous n'avons pas su en tirer un meilleur parti, et qu'il nous permette de lui adresser nos bien vifs remerciments pour toute la bienveillance dont il a fait preuve à notre égard.

Ce n'a pas été sans hésitation que nous avons abordé notre tâche. Notre prétention, il n'est pas besoin de le dire, n'a jamais été d'ajouter un nouveau chapitre à l'histoire chirurgicale des diathèses et des affections organiques. Notre but, beaucoup plus modeste, tendait à recueillir un assez grand nombre de faits capables d'établir la solidarité des

---

1. Verneuil, Des conditions organiques des opérés. De l'influence des états diathésiques sur le résultat des opérations chirurgicales.

affections cardiaques et des lésions traumatiques. Les observations personnelles nous faisant défaut, nous avons dû compulser les ouvrages des chirurgiens, et nos recherches bibliographiques, restées à peu près stériles, n'étaient guère de nature à nous encourager.

Quelques auteurs modernes semblent bien avoir mentionné la funeste influence des affections du cœur chez les opérés; mais ils l'ont fait d'une manière très-peu explicite et sans essayer d'en tirer aucune conséquence pratique. Nous lisons dans une note qui nous a été communiquée par M. Verneuil : « Les artères doivent posséder leur contractilité ; si elles l'ont perdue par artérite ou par dépôt calcaire, l'hémorrhagie est imminente. Il en est de même s'il existe une disposition scorbutique. Feu le professeur Nunziante Hipolito, chirurgien célèbre de Naples, connu par ses travaux sur la ligature de l'artère vertébrale et la suture des intestins, a observé un cas semblable : il avait pratiqué sur un homme l'amputation du bras pour une tumeur blanche très-avancée de l'articulation du coude. Le sujet était évidemment scrofuleux et souffrait du cœur. Il mourut d'hémorrhagies capillaires se faisant par la plaie et se renouvelant après chaque pansement, quelque moyen qu'on employât. » (*Considérations sur le lieu où il convient d'amputer la jambe; par M. le docteur Testa, chirurgien à Naples. — Extrait du rapport lu par M. Verneuil à la Société de chirurgie, dans la séance du 24 septembre 1856.*)

Comme il n'est pas rare que les anévrysmes coïncident avec les maladies cardiaques, et que les individus porteurs d'anévrysmes, soumis à l'une des lésions traumatiques nécessitées par les méthodes ayant en vue la cure de ces affections, ont dû souvent offrir le spectacle des complications dont nous parlions tout à l'heure, nous avions espéré être plus heureux en dirigeant nos recherches de ce côté; là encore notre espoir a été déçu. Et pourtant les complications sont fréquentes à la suite des opérations d'anévrysmes. Nous n'en voulons pour preuve que le passage suivant d'une thèse publiée en 1828, et qui résume très-complétement l'état de la science à cette époque sur la question : « Mais la cause la plus puissante et la plus ordinaire d'hémorrhagies est l'ulcération des bouts de l'artère et le défaut d'adhérence de leurs parois, soit entre elles, soit avec le caillot, par suite d'un état particulier de la constitution, plus disposée à l'inflammation ulcéreuse qu'à l'inflammation adhésive. Il est, en effet, des individus chez lesquels les plaies les plus simples ne peuvent se réunir immédiatement, et suppurent plus ou moins longtemps. Il est même des constitutions si altérées que la moindre solution de continuité, l'écorchure la plus légère, deviennent des causes d'inflammation vive et étendue, d'ulcération, souvent même de gangrène. Une disposition plus ou moins semblable, et qu'il est souvent impossible de prévoir, est le plus grand obstacle au succès des opérations en général et à la ligature des vaisseaux en particulier[1]. » Nous n'hésitons pas à attribuer à des affections du cœur coexistantes bon nombre des accidents qui viennent d'être signalés.

Après avoir constaté le silence des auteurs sur la question qui nous occupe, force nous a bien été de nous contenter du petit groupe d'observations que nous avons réunies. Elles n'ont pas trait à toutes les variétés du traumatisme, mais simplement aux plaies des parties molles. Il eût été bien intéressant de savoir comment se comportent

---

1. Pécot. De la ligature de l'artère dans l'opération de l'anévrisme par la méthode moderne. Thèse de Paris, 1828.

les lésions traumatiques du squelette chez les cardiaques.
Sur ce point encore les auteurs sont muets.

Béranger-Féraud [1], passant en revue les causes qui don
nent lieu à la non consolidation des fractures, fait jouer le
plus grand rôle aux causes locales, tout en reconnaissant
l'importance de nombreuses causes générales, qu'il énu-
mère, mais sans y comprendre les maladies circulatoires.

Étant donné que des accidents compliquant le traumatisme surviennent chez un cardiaque, il reste à faire la
part que prend la lésion cardiaque dans la production du
phénomène ; et ce n'est point là chose facile, attendu que
le plus grand nombre des maladies du cœur reconnaissent
pour origine une diathèse, la diathèse rhumatismale le plus
souvent, avec laquelle le chirurgien aura déjà à compter,
et que, d'autre part, les maladies du cœur sont multiples
dans leurs manières d'être et dans leurs effets. Ainsi une
dilatation simple du cœur aura-t-elle, sur la santé générale d'abord, sur le traumatisme ensuite, les mêmes conséquences qu'une dégénérescence graisseuse de l'organe?
Les lésions mitrales agiront-elles de la même manière que
les lésions aortiques? Et quelle sera l'influence des modifications de nutrition générale résultant des troubles circulatoires ?

La question, ainsi posée, est des plus complexes, et il
n'est pas en notre pouvoir de l'élucider entièrement. Nous
allons nous borner à passer rapidement en revue la symp-
tomatologie des maladies du cœur en général, puis des
lésions mitrales et des lésions aortiques, rapprochant de
ces différents états les observations que nous possédons.
Nous terminerons, enfin, en disant quelques mots de l'in-

---

1. Béranger-Féraud, De la non-consolidation des fractures et des pseudar-
throses, Paris, 1875.

fluence réciproque des traumatismes sur les maladies du cœur, et par un court essai sur la pathogénie des hémorrhagies, l'une des plus graves et des plus fréquentes complications dans les affections cardiaques.

§ I.

DES MALADIES DU COEUR EN GÉNÉRAL.

D'une manière générale, on devrait entendre par maladie du cœur toute modification passagère ou permanente survenue dans les fonctions ou dans la structure de cet organe.

Le cœur, comme tous les autres viscères, est atteint d'affections aiguës ou chroniques, capables d'intéresser aussi bien sa substance propre que ses enveloppes. Les lésions dont il est le siége peuvent envahir la totalité ou seulement une étendue plus ou moins considérable de l'organe, bien qu'elles aient, en général, assez de tendance à se localiser.

En clinique, cependant, on ne prend pas dans un sens aussi général l'expression de maladie du cœur ou lésion organique du cœur. Par ces mots, on entend spécifier surtout les cas où le tissu de l'organe est affecté d'une manière permanente et avec un caractère évident de chronicité. Ainsi comprises, les maladies du cœur se divisent en deux classes principales : les unes affectent le muscle lui-même, comme l'hypertrophie, la dilatation, les dégénérescences ; les autres consistent en des altérations qui modifient le calibre des orifices et le jeu des valvules : ce sont les rétrécissements et les insuffisances.

L'hypertrophie et la dilatation ne jouent dans les maladies du cœur qu'un rôle ass z secondaire, et dépendent le plus souvent des altérations dont les orifices sont le siége ; nous allons rappeler brièvement les conditions dans lesquelles sont placés les malades atteints d'hyperlrophie et de dilatation du cœur.

L'hypertrophie du cœur est produite par une augmentation de la nutrition et un accroissément soit du volume des fibres primitives, soit du nombre de ces fibres. L'hypertrophie envahit parfois tout le cœur, mais le plus souvent quelques-unes seulement de ses parties, surtout les ventricules et particulièrement le gauche. Les parties hypertrophiées offrent alors, outre une épaisseur plus grande, une dureté et une résistance plus considérables et une coloration rouge plus foncée. L'hypertrophie d'une des cavités du cœur est accompagnée de la dilatation de cette même cavité ; c'est ce que Corvisart appelait anévrysme actif du cœur.

Le plus souvent l'hypertrophie du cœur est un état secondaire, le ventricule droit surtout ne s'hyperlrophiant jamais primitivement. On a signalé l'hypertrophie primitive du ventricule gauche chez les hommes exerçant de pénibles professions, et l'on a dit que chez ces individus l'hypertrophie survient sans autres obstacles mécaniques, à la suite d'efforts corporels exagérés, par l'accélération persistante du jeu du cœur et l'exagération de la nutrition qui résulte de ces causes ; l'analogie avec l'hypertrophie d'autres muscles, à la suite de leur activité surexcitée, rend cette hypothèse très-admissible.

L'hypertrophie secondaire se développe quand, par la présence d'obstacles à la circulation et par l'augmentation des résistances, le cœur est obligé de se livrer à de violents efforts ; l'accumulation du sang dans le cœur détermine en même temps la dilatation de la cavité. Nous

mentionnerons donc comme causes de l'hypertrophie secondaire du ventricule gauche, les lésions d'orifices et de
valvules ; les rétrécissements de l'aorte en un point plus
ou moins éloigné de l'orifice ; les maladies de la tunique
interne de l'aorte ; les maladies des reins, quand elles
opposent une résistance durable et énergique à la circulation dans les artères rénales.

Comme il arrive rarement que l'hypertrophie du cœur
soit idiopathique, les symptômes auxquels elle donne lieu
dépendent, en grande partie, des phénomènes de la maladie première. Quand l'hypertrophie du ventricule gauche
n'a pas atteint un degré élevé, elle ne détermine souvent
aucune espèce de sensation subjective ou n'en cause que
de faibles. La sensation d'une certaine anxiété ou de con-
striction précordiale se produisant surtout dans les grands
efforts corporels, des palpitations qui, d'ailleurs, n'ont pas
une grande valeur diagnostique puisqu'elles peuvent s'observer en l'absence de toute hypertrophie, tels sont les
seuls phénomènes accusés d'abord par le malade. Plus
tard, comme l'action surexcitée du ventricule gauche chasse
dans les artères une plus grande quantité de sang, il se
développe facilement des états fluxionnaires en divers
points, et, dans de pareilles conditions, il y a souvent des
hémorrhagies actives, surtout par le nez.

Les effets de l'hypertrophie sur l'organisme varient selon
les cas. On ne peut méconnaître que, dans beaucoup de
circonstances, elle constitue le moyen le plus simple et le
plus naturel pour atténuer les effets fâcheux de la maladie
qui l'a produite ; elle se présente alors comme une disposition compensatrice salutaire. Elle empêche les effets fâcheux d'une des maladies primaires, jusqu'à ce qne le fait
d'une altération de la nutrition générale et une diminution
des forces vitales, ou par suite de la dégénérescence du

tissu du cœur, l'énergie des contractions diminue considérablement, et la compensation cesse d'être suffisante. Les malades présentent alors, à un degré plus ou moins élevé, les symptômes que nous allons retrouver dans la dilatation et la dégénérescence graisseuse du cœur.

Dans la dilatation ou anévrisme passif de Corvisart, la paroi des parties dilatées est amincie et par conséquent atrophiée en apparence; c'est la conséquence forcée de la dilatation de la cavité; mais il n'y a pas, en réalité, une diminution de la substance musculaire, et le poids du cœur ne change pas d'une manière notable, en tenant compte des différences d'âge et de taille de l'individu.

La dilatation résulte toujours d'une diminution de la force de résistance du muscle cardiaque contre la pression latérale du sang. Par conséquent, la dilatation peut se trouver en dehors du tissu musculaire du cœur, lorsqu'il existe, soit à l'un des orifices, soit en un point du système vasculaire périphérique, un obstacle mécanique au cours normal du sang. Les parties situées en amont de l'obstacle se dilatent d'abord simplement, parce que le sang s'y accumule et qu'il se développe une augmentation de la pression latérale. Dans ce cas, à l'augmentation de capacité, s'ajoute ordinairement, tôt ou tard, une augmentation de volume des parties dilatées, et la dilatation se transforme, pour un certain temps, en une hypertrophie compensatrice ou providentielle, pour employer l'expression dont se servait Beau, jusqu'à ce que la dilatation se montre prédominante.

Il peut arriver encore que la dilatation du cœur ou de quelques-unes de ses parties soit la conséquence de troubles du muscle cardiaque, tels que la myocardite aiguë ou chronique. Enfin, d'après Stokes, il existe des dilatations produites par une diminution de la tonicité vitale, par une espèce de relâchement ou de faiblesse de la substance cardiaque, ou par un état de ramollissement et de cohésion moindre du tissu du cœur, et dû à des troubles de nutrition moléculaire très-intime.

Quoi qu'il en soit, dans la dilatation, le sang n'étant pas poussé avec assez de force, il se forme des stases pas sives daus le système veineux ; il y a de la lividité et de la cyanose et toutes les suites de l'hypérémie veineuse : hémorrhagie, transsudations séreuses, etc. En outre, les organes ne recevant plus en assez grande quantité le sang nourricier, les malades tombent dans un état d'anémie profonde et s'acheminent vers la cachexie cardiaque.

Les symptômes de la dégénérescence graisseuse présentent bien des points communs avec ceux de la dilatation parvenue aux périodes ultimes.

La dégénérescence graisseuse s'observe sous deux formes. Dans une première forme, le cœur est entouré d'une enveloppe de graisse parfois très-abondante, et qui forme autour de l'organe une couche épaisse. Cette prolifération graisseuse est considérée comme une multiplication excessive du tissu adipeux sous-péricardique existant à l'état normal. L'élément graisseux ne se borne pas toujours au tissu sous-péricardique; il se propage assez souvent jusqu'aux fibres conjonctives intermusculaires. Cette forme de cœur gras se rencontre fréquemment dans les degrès avancés ds l'obésité générale du corps, telle qu'on a de temps en temps l'occasion de l'observer chez les ivrognes et chez les iudividus qui consomment des quantités exagérées d'aliments gras et de substances amylacées. Mais elle peut être observée également chez des individus très-amaigris, ainsi qu'on l'observe lorsqu'elle est survenue dans certaines maladies chroniques, comme la chlorose, la tuberculose, la cachexie paludienne, etc.

Dans une seconde forme, la graisse existe disposée en petites gouttelettes à l'intérieur même de la substauce contractile des fibres primitives, Les stries transversales des fibres disparaissent, et le muscle tend de jour en jour à à perdre sa structure propre. La teinture rouge du cœur se transforme en une nuance d'un jaune pâle ; la consistance de l'organe diminue et le cœur, devenant plus mou, plus fragile, est susceptible de se rupturer. C'est dans le ventricule gauche, bien plus souvent que dans le droit, que se développe la dégénéressence graisseuse. Chose remarquable, très-souvent la dégénérescense graisseuse du tissu du cœur s'accompagne d'une altération analogue des vaisseaux, et cela non-seulement chez les vieillards, mais aussi chez les jeunes gens. Il semble que cette affection conduise à une caducité anticipée, puisqu'on a remarqué chez les sujets encore jeunes qui en étaient atteints, l'arc sénile qui ne se voit habituellement que dans un âge très-avancé.

En dehors de la vieillesse et des états caractérisés par la cachexie et le marasme, la dégénérescence graisseuse est, dans le plus grand nombre des cas, la suite d'une manière de vivre irrégulière et surtout de l'abus habituel des boissons spiritueuses. La dégénérescence graisseuse du cœur, surtout du ventricule gauche, se développe aussi parfois dans le cours des maladies infectieuses, et dans plusieurs empoisonnements. Dans ces derniers cas, la dégénérescence coïncide avec des états analogues du foie, des reins, souvent aussi des vaisseaux sanguins et d'autres muscles du corps, et dénote ainsi une cause morbide générale siégeant dans le sang.

Les deux variétés de cœur gras que nous venons d'indiquer concordent d'une manière frappante, dans leurs suites et leurs effets sur l'organisme et les fonctions les plus importantes. Toutefois, pour qu'elles se traduisent par les diminutions de la force contractile, il faut qu'elles aient atteint des degrés assez avancés. Nous trouverons dans les deux formes la tendance aux dilatations secondaires et à des phénomènes d'anémie artérielle des organes les plus importants.

L'un des phénomènes les plus importants du cœur gras est la sensation d'une respiration courte et pénible, surtout lorsque le malade se livre à un exercice un peu violent, bien qu'extérieurement il ne soit pas toujours possible de reconnaître une accélération particulière ou une difficulté des mouvements respiratoires. A la dyspnée se joignent des accès de vertige, des sensations de syncope avec trouble de la vue et quelquefois perte réelle de connaissance. Les accidents peuvent être attribués à un apport momentanément insuffisant de sang artériel au cerveau.

La faiblesse de l'action du cœur se révèle d'abord par la diminution dans la force du choc de cet organe ; mais ce symptôme appartient aussi bien à la dilatation passive, ainsi que la plupart des phénomènes signalés dans cette maladie, puisque, en définitive, ils se rapportent tous a un fait unique, c'est-à-dire à une activité insuffisante de l'organe central de la circulation. Le diagnostic s'établira moins sur les signes stéthoscopiques que sur la constitution, le genre de vie, l'àge et les commémoratifs.

La marche et le mode de développement du cœur gras sont presque toujours chroniques, à l'exception cependant des formes infectieuses et toxiques. Lorsque la mort n'arrive pas subitement par paralysie du cœur ou par rupture de cet organe, ou bien encore par anémie cérébrale, on observe pendant des années les symptômes de l'asystolie, avec des alternatives de mieux et d'aggravation. Notons cependant que la dégénérescence graisseus peut exister pendant longtemps sans donner lieu à aucun phénomène capable de faire soupçonner son existence.

En résumé, l'hypertrophie du cœur tend à aboutir à la dilatation, et celle-ci, de même que la dégérénescence graisseuse, amène l'asystolie, c'est-à-dire l'affaiblissement plus ou moins marqué du cœur et l'insuffisance de la systole, avec toutes les conséquences que nous avons mentionnées.

L'asystolie n'aboutit pas d'emblée à la cachexie cardiaque. On voit, en effet, chaque jour, des malades atteints de lésions du cœur anciennes présenter tous les signes de l'asystolie, et ces malades, après un peu de repos, retournent à leurs occupations, suffisamment guéris pour qu'ils ne se doutent pas des dangers qui les menacent. C'est que le cœur, depuis le début du mal, pouvait suffire à ses fonctions parce que la lésion était compensée. Un surcroît de travail lui ayant été momentanément imposé, la compensation a cessé, et les accidents qui résultent de l'insufsance contractile cardiaque ont apparu.

Lorsque a rupture de l'équilibre est momentanée, l'asystolie est passagère et, au bout d'un certain temps, le malade recouvre en apparence l'intégrité de ses fonctions.

On nous pardonnera d'avoir rappelé ces quelques notions élémentaires de la pathologie générale des maladies du cœur. Mais elles nous ont paru d'une importance capitale dans le sujet qui nous occupe, où nous ne devons pas perdre de vue les différentes phases que les malades sont appelés à traverser.

Nous allons rapporter ici trois observations de blessés qui avaient déjà présenté des phénomènes d'asystolie. Nous verrons comment se sont comportées les lésions traumatiques chez ces malades. Il est facile de pressentir que les causes de perturbation résidant dans les troubles de l'or-

gane central de la circulation auront d'autant plus de chan-
ces de se faire sentir sur la marche de la lésion que ces
troubles seront plus marqués.

Observation I. (Moignon dont la cicatrisation reste incomplète
chez un cardiaque. — *Note inédite recueillie et communiquée par
M. le professeur Verneuil*).

Un charretier, âgé de 51 ans, entra dans le service de Laugier,
en février 1856, pour une tumeur blanche de l'articulation tibio-
tarsienne gauche. Quatre jours après son entrée, il subit l'amputation sus-malléolaire. La guérison se fit très-longtemps attendre et
n'était pas tout-à-fait complète le 21 juillet, lorsque le malade de-
manda son *exeat*.

Il rentra, le 22 janvier 1858, dans un service de médecine pour
être traité d'un emphysème et d'une hypertrophie du cœur dont il
souffrait depuis de longues années, et qui s'était aggravé depuis
quelques mois à ce point que la mort survint le 10 février.

Le moignon était resté constamment douloureux. Le moindre
contact, le moindre frottement et jusqu'à l'exposition au froid pro-
voquaient des souffrances très-vives. La cicatrice ne s'était jamais
complétement fermée ; elle présentait à la partie antérieure une
croûte de la largeur d'une pièce d'un franc, qui tombait de temps
à autre et se reproduisait aussitôt. Elle reposait sur l'extrémité
coupée du tibia.

Observation II. (Romiée[1]). — Mme M.... 55 ans, tempérament
lymphatique, porte deux cataractes. Elle est atteinte d'une maladie
du cœur (insuffisance valvulaire), dont on devinerait aisément l'existence par l'aspect de la malade, même si on ne constatait pas les
lésions. En août 1872, avec le concours de M. le docteur Simon,
chirurgien en chef des hospices, à l'hôpital de Bavière de Verviers,
j'opère l'œil droit. Tout semble bien marcher; mais, à la fin de
l'opération, il y a du sang dans la partie inférieure de la chambre
antérieure. La pupille est nette et la malade voit moins bien qu'a-
vant l'opération Il n'y a pas eu de réaction; les suites ont été
régulières. L'examen ophtalmoscopique, pratiqué quelque temps
après, fait distinguer les traces récentes de nombreuses hémorrhagies rétiniennes. L'acuité visuelle est très-faible. Au mois de juin
1873, j'ai extrait le cristallin gauche, assiste par M. le docteur Jacq-

1. De la cataracte. Quelques remarques concernant l'étiologie. De l'influence de l'état général sur les résultats de l'opération. — Observations par
le Docteur H. Romiée. Liége, 1876.

min, en présence [de MM. les docteurs Decamps, médecin en chez
des hospices, et Swpen, professeur à l'Université. Malgré la lenteur
avec laquelle j'ai laissé écouler l'humeur aqueuse, les mêmes accidents se sont reproduits.

Nous devons tout d'abord noter, chez le malade de
notre première observation la longue période qui s'est
écoulée entre l'opération et la guérison. L'existence de la
tumeur blanche qui avait nécessité l'amputation pourrait
faire supposer que cet individu était sous le coup de la
diathèse scrofuleuse, et l'on serait tenté de rattacher à cet
état le long retard de la cicatrisation. Mais il faut remarquer qu'à ce moment c'étaient les désordres cardio-pulmonaires qui prédominaient. Aussi est-ce à eux qu'il
semble convenable d'assigner la plus grande part à la
production des obstacles qui ont empêché la plaie de se
fermer jamais complétement. Quant aux douleurs dont le
moignon a toujours été le siége, nous ne saurions dire si
on doit en rendre responsable l'affection cardiaque.

Les hémorrhagies intra-oculaires chez la malade de la
deuxième observation sont bien évidemment, elles, sous
la dépendance de l'affection du cœur. Il est très regrettable
que M. le Dr Romiée, qui a signalé des lésions valvulaires
chez son opérée, n'ait pas précisé le siége de ces lésions.
Sans aucun doute, il y avait déjà un commencement de
dilatation passive du cœur. En tous cas, ce que nous devons retenir, c'est cette tendance aux hémorrhagies après
la section de vaisseaux très-ténus, section qui ne donne
lieu à aucune perte de sang dans les autres circonstances.
L'existence d'une maladie du cœur peut donc devenir une
contre-indication à l'opération de la cataracte.

Observation III. (Hypertrophie et dilatation du cœur. — Rétrécissement de l'aorte. — Phlébite).

Michel, Jean-Louis, âgé de 40 ans, fortement constitué, portefaix, éprouve depuis dix-huit mois, à la suite d'efforts souvent répétés, des battements du cœur, qui augmentent pendant les travaux pénibles auxquels il se livre et cessent par le repos. Après avoir subi, à l'Hôtel-Dieu de Caen, plusieurs traitements pendant lesquels les mouvements du cœur avaient toujours été diminués sous l'influence des saignées générales, des préparations de digitale, d'un régime sévère et d'un repos absolu, le malade se présente de nouveau, le 30 janvier, avec les symptômes suivants : face jaunâtre, lèvres décolorées, légèrement gonflées, langue pâle, soif vive, appétit nul, abdomen souple, sans douleur, oppression considérable, mouvements du cœur tumultueux, contraction de ses cavités rapides, intermittentes, confondues parfois, pouls insensible du côté gauche, petit à droite; battements forts des carotides, percussion sonore dans tous les coins de la poitrine, son mat dans la région précordiale. (Saignée du bras, boissons froides). Le 31, la nuit a été assez calme, l'oppression moindre, les contractions du cœur aussi rapides.

Le 2 février, décubitus presque vertical, visage bouffi, oppression plus considérable, battements du cœur tumultueux, sentiment douloureux à chaque contraction dans la région précordiale; le cylindre fournit à l'oreille un son brusque, vite, fort et sonore dans toute l'étendue de la poitrine. De loin en loin les mouvements de l'organe circulatoire sont tout à fait confondus. (Saignées du bras, boissons froides, orangeade).

Le soir, le malade se plaint d'une douleur lancinante, dont le siége est dans la saignée qui lui a été pratiquée le matin. Le pli du bras est légèrement tuméfié.

Le 3, un phlegmon érysipélateux occupe le pli du bras, l'avant-bras, et cause beaucoup de douleurs et d'anxiété. L'oppression a augmenté. (Cataplasmes émollients, bains émollients, diète, boissons froides). — Les jours suivants, le gonflement et la rougeur augmentent et s'emparent de la totalité du membre ; des mouchetures sont pratiquées, écoulement de sérosité sanguinolente. (Cataplasmes toniques).

Le 7, des phlyctènes se remarquent sur tout le membre ; il est chaud et rouge. Décubitus vertical, respiration courte, gênée, palpitations pénibles, soif, constipation, insomnie. (Mêmes moyens).

1. Pelletier, Archives génér. de médec., 1828.

Faucher.

Le 8, la gêne dans la respiration est augmentée, le trouble dans la circulation est très-grand, le pouls est insensible à gauche, la soif ardente, le soir, un point noirâtre se présente à la partie interne et supérieure du bras. (Lotions avec le chlorure d'oxyde de sodium étendu d'eau, cataplasmes toniques, boissons froides et rafraîchissantes, orange, diète).

Le 9, insomnie, agitation durant la nuit ; le malade n'a pu supporter le cataplasme, il ne sait où placer son membre, il est brûlant ; le matin, traits altérés, teinte jaune, langue recouverte d'un enduit jaunâtre, respiration plaintive, soif ardente, constipation, urines épaisses et rouges ; le point noirâtre a envahi presque toute la face interne du bras ; un autre moins étendu se voit à la face externe et vers la partie supérieure ; la main est tuméfiée. (Lotions avec une décoction forte de racines de guimauve, souvent répétées pendant le jour, application de compresses trempées dans cette décoction, lavements émollients). Le soir, paroxysmes, l'anxiété est très-grande ; le malade a arraché les compresses placées sur son bras, il ne peut rien supporter tant les souffrances sont exaspérées. On remarque de grands cercles noirs qui circonscrivent des taches jaunes.

Le 10, la nuit a été très-agitée ; expectoration sanguinolente, assoupissement. Le matin, pendant quelques heures, même trouble dans les mouvements du cœur, même anxiété, le gonflement du membre a augmenté, la rougeur s'est étendue jusqu'à l'épaule et sous l'aisselle, les ganglions de cette région sont engorgés. (Mêmes moyens). Paroxysme le soir ; cependant le malade a été moins souffrant pendant la journée.

Le 11, traits plus altérés, teint plus jaune, oppression plus forte, expectoration sanguinolente, abondante ; contractions du cœur très-rapides, souvent confondues. Le bras est toujours très-douloureux. La nuit, le malade ne peut rien supporter dessus ; la gangrène, qui paraît superficielle, s'est bornée ; des phlyctènes se sont développées de nouveau sur l'avant-bras et sur la main dont le gonflement a beaucoup augmenté ; l'odeur du membre est fétide et gangreneuse. (Lotion avec le chlorure d'oxyde de sodium et la décoction de guimauve).

Le 12, augmentation de tous les symptômes ; la nuit, délire, affaissement marqué ; coloration en jaune des sclérotiques ; yeux à demi-ouverts, lèvres bleuâtres, tuméfiées ; langue sèche et rouge ; déglutition difficile ; expectoration sanguinolente ; irrégularité dans les mouvements du cœur ; dix ou douze contractions très-rapides, confondues même, succèdent à des contractions moins rapides, distinctes et fortes. — Le gonflement et la rougeur du membre gagnent le thorax. Le malade ressent beaucoup de souffrance dans le bras, surtout le soir et la nuit; la couleur noire a diminué d'intensité. (Cataplasmes chauds autour des pieds, lotions émollientes, boissons rafraîchissantes).

Le 13, anxiété considérable toute la nuit; battements du cœur excessivement rapides, tout à fait confondus; respiration embarrassée, suspirieuse; extrémités froides. Mort à onze heures du matin.

Autopsie cadavérique vingt-quatre heures après la mort. — Roideur cadavérique; muscles fortement dessinés; le membre supérieur du côté droit est le siége d'un phlegmon gangréneux, il a acquis un volume double de celui qu'il a ordinairement. Après avoir fendu les téguments de cette partie, on reconnaît qu'ils sont épaissis et endurcis. Le tissu cellulaire sous-cutané du pli du bras est confondu avec la peau, et lardacé; on rencontre du pus non-seulement sur l'aponévrose brachiale et antibrachiale, mais même au-dessous. Cette membrane a une teinte rosée, due au sang accumulé dans ses vaisseaux. En ouvrant avec soin la veine médiane basilique qui avait été saignée, on voit que cette veine, qui marche au milieu d'un tissu cellulaire lardacé, est remplie de pus, ainsi que la céphalique jusqu'à sa réunion à la veine axillaire. La membrane interne de ces vaisseaux est rouge; les muscles sont intacts, on ne remarque point de fusée de pus dans leurs interstices.

Les poumons sont libres dans leurs cavités; cependant le droit offre à sa partie supérieure quelques légères adhérences des plèvres. Le cœur remplit exactement le péricarde; il a acquis un volume considérable; sa grosseur, comparée au poing du sujet, est plus que trois fois celle qu'il a ordinairement. Il est changé dans sa forme; il est presque rond; son extrémité inférieure est aussi grosse que la supérieure. Le système veineux coronaire est gorgé de sang; point de couches graisseuses à l'extérieur. Les oreillettes sont distendues par du sang noir; leurs parois sont amincies, leurs ouvertures libres et grandes. Les ventricules sont également remplis par des caillots réduits à l'état de fibrine d'une couleur blanchâtre, adhérents aux parois des cavités; ces parois sont épaissies, résistantes sous le doigt; les cavités qu'elles forment sont vastes, les ouvertures ventriculo-pulmonaire et aortique libres. L'aorte, à sa naissance, est plus large qu'elle ne le doit; coupée selon sa longueur, on remarque un étranglement correspondant à sa courbure au point d'origine de l'artère sous-clavière gauche. La face interne de l'aorte, dans son renflement, présente des plaques osseuses et cartilagineuses en grand nombre; mais qui s'arrètent à la naissance des valvules sygmoïdes. L'aorte thoracique et ventrale ne présente rien de remarquable.

Abdomen. — L'estomac et les autres portions du tube intestinal ne sont le siége d'aucune lésion appréciable.

Le foie, plus volumineux que dans l'état normal, est gorgé de sang; sa couleur et sa densité n'ont rien de particulier. L'appareil urinaire n'offre rien à noter; la tête n'a pas été ouverte.

L'auteur de cette observation ne la fait suivre d'aucune réflexion montrant qu'il ait été bien surpris par le développement de l'érysipèle phlegmoneux, et il ne tente aucune recherche pour en déterminer la cause. C'est que les accidents consécutifs à la saignée n'étaient pas très-rares à l'époque où dominaient la médication antiphlogistique et la méthode des saignées à outrance.

Les accidents les plus communs à la suite de la phlébotomie sont des inflammations, des abcès et des phlébites. Quelquefois l'inflammation est seulement locale et bornée aux lèvres de la plaie cutanée, qui ne s'est pas réunie par première intention. Alors il peut se former un petit abcès superficiel, et, si la réunion a eu lieu dans la veine, elle est étrangère à l'accident qui demeure purement local. D'autres fois il se développe autour de la plaie un véritable phlegmon, et un érysipèle peut se montrer aussi et s'étendre plus ou moins loin. Ce n'est pas la phlébite, mais un érysipèle phlegmoneux ou une angioleucite. Enfin un troisième accident inflammatoire, le plus terrible de tous, est l'inflammation de la veine elle-même et, à la suite, tous les désordres qui accompagnent la phlébite.

Tels sont à peu près les accidents qui ont été signalés de temps à autre à la suite des saignées. Or, il ne faut pas oublier qu'à l'époque où les saignées étaient à la mode, un grand nombre étaient dirigées contre les affections du cœur, auxquelles on doit rapporter une bonne partie des accidents que nous venons d'énumérer. Il est possible que ces complications résultent de ce que l'on a tordu ou comprimé d'une manière quelconque les lèvres de la plaie, afin d'arrêter l'écoulement du sang; elles peuvent tenir encore à un pansement fait trop négligemment, ou bien à la malpropreté de l'instrument qui a servi à la ponction; toutes ces causes locales peuvent avoir leur importance. Cependant nous avons peine à admettre une simple coïncidence de la maladie générale et des complications.

§ II

LÉSIONS DE L'ORIFICE AURICULO-VENTRICULAIRE GAUCHE ET DES VALVULES MITRALES.

Les lésions des orifices et des valvules sont toujours consécutives à une endocardite pour les orifices et valvules auriculo-ventriculaires, ou bien à une endartérite pour ce qui regarde les orifices et valvules artériels.

Vu la rareté des maladies des valvules tricuspides et de l'artère pulmonaire, comparée à la fréquence des maladies analogues du côté gauche du cœur, nous ne nous occuperons pas de l'étude des affections limitées au cœur droit. D'ailleurs, beaucoup de cliniciens considèrent comme à peu près impossible le diagnostic d'une affection des valvules pulmonaire ou tricuspide; il est bien rare, en effet, de rencontrer des lésions notables du cœur droit sans complication d'une affection analogue du cœur gauche; et, dans ce cas, les bruits qui ont leur source dans l'altération des orifices ou des valvules à gauche, masquent les bruits correspondants qui pourraient se produire à droite. Nous nous bornerons, en conséquence, à passer rapidement en revue les symptômes principaux des lésions mitrales.

Insuffisance mitrale. — L'insuffisance mitrale consiste dans l'occlusion incomplète de l'orifice auriculo-ventriculaire gauche, de sorte qu'à chaque systole ventriculaire, une partie du sang contenu dans le ventricule reflue dans l'oreillette. L'insuffisance mitrale est produite par des altérations très-nombreuses des valvules, épaississements, soudures des valvules, altérations, qui, comme nous l'avons dit, se rattache dans le plus grand nombre des cas à l'endocardite et aux rétractions qui lui succèdent. Parfois, au lieu de l'épaississement des valvules et du raccourcissement des cordages tendineux, on observe la rupture de ceux-ci, de telle façon que la valvule se retourne en partie dans l'oreillette correspondante.

Il peut se faire que l'insuffisance mitrale survienne sans l'intermédiaire de l'endocardite, lorsque, par exemple, les muscles papillaires accompagnent l'ensemble du muscle cardiaque dans ses différentes altérations : dégénérescence graisseuse, fibreuse; la dilatation considérable des cavités du cœur gauche peut, dans ces circonstances, donner lieu à une insuffisance relative de la valvule mitrale. C'est cependant à l'endocardite et spécialement à l'endocardite rhumatismale que l'on doit rapporter l'insuffisance de la valvule mitrale, de même que toutes les autres lésions valvulaires. Aussi le diagnostic de cette affection sera-t-il facilité lorsqu'on apprendra l'existence antérieure d'un rhumatisme articulaire aigu.

Les désordres produits par cette maladie dépendent, en grande partie, du degré de l'insuffisance et de la quantité de sang qui reflue dans l'oreillette pendant la contraction du ventricule. Par suite de ce reflux sanguin, l'oreillette se dilate peu à peu, se remplit outre mesure et apporte un obstacle sérieux à l'écoulement du sang des veines pulmonaires. C'est ainsi que les vaisseaux de la petite circula-

tion se dilatent, s engorgent, et que la stase sanguine s'e-
tend au cœur droit et à tout le système veineux périphérique. L'artère et les veines pulmonaires sont atteintes
fréquemment de dégénérescences graisseuses ; il n'est pas
rare non plus de voir l'endocarde qui tapisse le cœur droit
devenir épais et opaque.

Sous l'influence de toutes ces causes, l'oreillette gauche et
le cœur droit s'hypertrophient ; c'est là une hypertrophie
secondaire qui doit être considérée comme jouant le rôle
d'un moyen de compensation, grâce auquel, la force d'impulsion augmentant, les obstacles sont plus facilement sur-
montés, le liquide sanguin stagnant est plus aisément pro-
jeté à travers les poumons, et afflue ainsi avec plus de
facilité dans le ventricule gauche.

Quant à l'état de ce dernier, il subit peu à peu des modifications et ne se dilate que très-faiblement, à condition
pourtant que l'oreillette gauche ne projette pas dans son
intérieur une trop grande quantité de sang, ce qui exige
de lui une plus forte somme de travail.

Tant que l'hypertrophie réussit à combattre les effets
de la lésion primitive, elle mérite vraiment la qualification
assez heureuse de lésion salutaire que Traube lui a donnée ;
mais, à la fin, le cœur se fatigue de la lutte ; à l'hypertrophie du ventricule droit succède la dilatation de sa cavité.
Pour peu que cette dilatation soit considérable, en raison
de la dilatation de l'orifice auriculo-ventriculaire qui en
est la conséquence, la valvule tricuspide n'interceptera
plus complétement la communication entre le ventricule
et l'oreillette ; à l'hypertrophie avec dilatation des cavités
droites, viendra s'ajouter une insuffisance tricuspide ; il y
aura rupture de la compensation. Alors se manifesteront
les phénomènes morbides importants dont l'apparition in-

dique que la gêne de la circulation intra-cardiaque n'est plus efficacement combattue.

Il n'est pas nécessaire que les choses en soient arrivées à ce point pour trouver les indices d'une gêne notable de la circulation veineuse dans le développement de l'œdème des extrémités inférieures. Plus tard, lorsque le cœur droit ne se videra plus qu'au prix des plus grands efforts, on verra s'accuser davantage les phénomènes de la stase veineuse. L'œdème des extrémités inférieures augmente et monte davantage; l'ascite survient à son tour. Les malades ont les lèvres et les extrémités violacées; les jugulaires se dessinent sous forme de gros cordons bleuâtres. Si on place le doigt sur un de ces vaisseaux et qu'on comprime légèrement, on remarque que la partie placée entre le doigt et le cœur ne se vide qu'avec peine. En même temps, à tous ces signes, se joignent les symptômes de congestion des grands organes splanchniques·

Parmi les altérations que l'autopsie permet de constater chez les malades qui ont succombé à une insuffisance mitrale, nous citerons l'hypérémie du cerveau et de ses membranes, l'hypérémie du poumon, du foie, souvent sous forme de foie muscade, des ecchymoses sur diverses membranes et dans différents organes.

Rétrécissement de l'orifice auriculo-ventriculaire gauche. — Le nom même de cette altération pathologique fait comprendre en quoi elle consiste. Il y a rétrécissement ou sténose de l'orifice mitral, quand le passage du sang de l'oreillette dans le ventricule est gêné, de telle sorte qu'il n'y a qu'une partie de ce sang qui suive ce trajet, tandis ue l'autre est retenue dans l'oreillette.

On admet généralement que l'orifice auriculo-ventriculaire gauche doit être assez large pour laisser passer l'index ou le médius. Il est bien évident que cette appréciation n'est qu'approximative, car il faut tenir compte de l'âge, de la taille du sujet, ainsi que du volume du doigt de l'observateur. Des altérations de diverses sortes peuvent modifier l'orifice, à ce point que celui-ci permette à peine l'introduction d'un tuyau de plume; quelquefois l'orifice est réduit à une fente très-étroite. Nous allons, en quelques mots, examiner les conséquences que peut produire cet état de choses.

Le premier effet qne nous constatons dans le rétrécissement auriculo-ventriculaire gauche est assez analogue à celui qui se produit dans l'insuffisance mitrale, c'est-à-dire qu'une quantité de sang, variable selon le degré de la sténose, est retenue dans l'oreillette gauche; les veines pulmonaires ne se vident plus qu'incomplétement, et les vaisseaux de la petite circulation ainsi que le cœur droit tout entier deviennent le siége d'une dilatation. Tandis que les parties situées au-dessous de l'orifice rétréci augmentent de volume, la cavité du cœur se rapetisse, et lorsqu'il s'agit d'une sténose de l'orifice sans coïncidence d'insuffisance valvulaire, pour peu que cette sténose soit considérable, il n'est pas rare de voir le tissu musculaire du ventricule gauche se réduire de plus en plus, de sorte que le ventricule gauche atrophié ne représente qu'une espèce de petit appendice attaché au reste du cœur, énormément dilaté et hypertrophié. Habituellement la dilatation et l'hypertrophie des oreillettes et du ventricule droit atteignent dans les sténoses, même peu avancées, un degré beaucoup plus élevé que dans l'insuffisance mitrale.

L'atrophie du ventricule gauche n'est pourtant pas très-fréquente dans la sténose mitrale, attendu que pour s'effectuer il est indispensable qu'il n'existe aucune complication capable d'augmenter les obstacles à la déplétion du ventricule, et de neutraliser ainsi la tendance qu'a la sténose à produire l'atrophie du ventricule. Ces complications sont l'insuffisance mitrale concomitante, les lésions de l'orifice aortique, l'athéromasie de l'aorte et des artères, etc. Dans ces cas, qui sont bien les plus nombreux, le ventricule gauche, malgré l'existence d'une sténose mitrale prolongée, devient le siége d'une hypertrophie excentrique assez notable.

Rappelons aussi que la seule gêne de la circulation dans les capillaires et dans les veines, les œdèmes et les hydropisies qui en résultent, pourraient, au besoin, se faire sentir jusque sur le ventricule gauche et empêcher sa tendance à l'atrophie.

Les phénomènes consécutifs au rétrécissement de l'orifice auriculo-ventriculaire gauche se rapportent, en grande partie, à l'hypérémie passive des diverses régions du corps et à l'influence de cette hypérémie sur la nutrition et le fonctionnement des organes. La congestion se fait d'abord sentir du côté du cerveau. Les individus porteurs de rétrécissement mitral sont sujets à de la céphalalgie, souvent aussi à des vertiges, des éblouissements, des bourdonnements d'oreille; les épistaxis se montrent avec la plus grande facilité. Chez ces malades elles ont, d'ailleurs, souvent pour résultat d'amender les phénomènes qui viennent d'être cités.

Nous ne ferons que mentionner la gêne de la circulation pulmonaire, la dyspnée, les catarrhes bronchiques chroniques, l'expectoration muqueuse qu'on observe chez les gens affectés de sténose mitrale. Le gonflement hypérémique du foie et de la rate, qui s'accuse par une sensation de pesanteur dans les hypocondres, est une complication que nous devons noter d'une manière spéciale, parce que lorsque cet engorgement a persisté pendant longtemps à un certain degré, il entraîne des altérations secondaires dans la composition de la masse sanguine, altérations qui pourront nous faire comprendre les complications hémorrhagiques. Enfin, mentionnons un certain degré d'albuminurie consécutive à l'hypérémie passive des reins.

Nous n'avons pas à nous occuper du cas où l'insuffisance mitrale est combinée à un rétrécissement du même orifice, ou bien encore à des lésions analogues de l'orifice aortique, parce que, dans toutes ces circonstances, le résultat est le même pour les malades. Ils en arrivent toujours, au bout d'un temps plus ou moins long, à présenter tous les symptômes que nous venons d'indiquer.

On conçoit aisément que, dans ces conditions, une lésion traumatique, venant à frapper un organisme aussi détérioré, soit le point de départ d'accidents de toutes sortes. Mais ce qui est surtout remarquable, c'est que, quand bien même l'affection mitrale ne s'est pas encore révélée par ses symptômes habituels, elle peut néanmoins influer d'une façon manifeste sur la lésion traumatique. C'est ce qui ressort clairement de l'observation suivante, sur laquelle nous reviendrons tout à l'heure.

Obs. IV. — (Extrait du Mémoire de M. Verneuil sur la forcipressure, p. 88, 1875. — Plaie contuse de la face dorsale de la main avec fracture des os du carpe. Phlegmon diffus de l'avant-bras. Hémorrhagies répétées nécessitant diverses opérations. — Accidents thoraciques. — Œdème des membres inférieurs. — Emphysème pulmonaire et lésion ancienne de la valvule mitrale).

Hirtz, brasseur, quarante-quatre ans, ni syphilis, ni scrofule dans les antécédents, adonné aux boissons alcooliques. Cet homme, de forte constitution, dit n'avoir jamais été malade et prétend jouir d'une santé parfaite.

Le 18 décembre, il a la main gauche prise entre une barrique et le sol, d'où résulte une plaie assez large à la face dorsale, au niveau de ligne carpo-métacarpienne. Hémorrhagie primitive peu considérable, facilement arrêtée.

Le 19, légère hémorrhagie à l'ablation du premier pansement ; les jours suivants se développe un phlegmon diffus intense qui envahit l'avant-bras.

Le 22, Hirtz entre à l'hôpital. L'interne du service pratique deux incisions longues et profondes sur la face dorsale de l'avant-bras. Le lendemain, je débride encore, puis j'ouvre, le 4 janvier, une vaste collection purulente le long du cubitus.

Vers le 10 janvier commence une série de petites hémorrhagies émanant des bourgeons charnus de la plaie et se renouvelant tous les jours. J'essaie en vain la compression sous toutes ses formes, l'application de pinces hémostatiques laissées à demeure jusqu'au moment où je me vois forcé, le 16 au soir, de pratiquer la ligature de l'humérale au pli du coude. Je choisis ce point éloigné à cause du gonflement considérable dont tout l'avant-bras est le siége.

Tout va bien jusqu'au 21, mais dans la nuit suivante le sang repart de la ligature, 100 grammes environ sont perdus ; l'écoulement s'arrête de lui-même.

Le 28, Hirtz est pris d'oppression et présente les signes d'une congestion pulmonaire intense. L'ausculation révèle un emphysème bien caractérisé et un bruit de souffle très-fort au premier temps. Le malade, qui se vantait tant de sa santé, nous apprend alors qu'il est *asthmatique* et qu'il est pris de temps en temps d'accès de suffocation ; on couvre la poitrine de ventouses sèches et comme il y a menace de *delirium tremens*, on donne la potion de Todd additionnée d'opium.

Dans la nuit suivante, hémorrhagie, probablement par le bout périphérique de l'humérale, dans la plaie du pli du coude ; arrêt spontané du sang. La fièvre se rallume, la congestion pulmonaire diminue ; la respiration devient plus libre.

Le 2 février, vers minuit, puis vers trois heures du matin, réapparition du sang qu'on arrête par la compression. A la visite du matin, je découvre le bout artériel et je le saisis avec une pince hémostatique que je laisse en place.

A partir de ce jour, l'hémostase fut définitive ; mais en revanche il fallait combattre avec énergie les accidents thoraciques qui étaient assez inquiétants.

La congestion pulmonaire avec pleurodynie et la dyspnée reparurent plusieurs fois. Le souffle cardiaque persistait toujours ; enfin nous vîmes apparaître un œdème assez considérable des membres inférieurs.

Les diurétiques, la digitale, la belladone, les ventouses sèches, successivement employés amendent peu à peu les symptômes, de sorte que, le 5 février, la température était normale et les fonctions cardio-pulmonaires assez bien rétablies.

L'état local était également satisfaisant, la main et l'avant-bras dégonflèrent et les plaies prirent bon aspect.

Le 11 et le 12, sans cause connue, délire avec fièvre et agitation nocturne ; le chloral en fait justice.

La cicatrisation s'achève dans le courant du mois ; le malade reprend de l'appétit et des forces ; il reste encore fort anémique, mais peut cependant rester levé et marcher uue demi-heure sans fatigue ; il demande à rentrer chez lui pour achever sa convalescence.

Nous avons revu Hirtz à plusieurs reprises, et tout récemment encore. La plaie de la main est restée guérie, les doigts seuls ont conservé de la raideur ; l'affection cardiaque est toujours la même, et nous nous sommes assurés qu'il s'agissait bien d'une lésion mitrale. Depuis l'accident, toutefois, les suffocations, la gêne de la respiration ont été en augmentant, et le malade, autrefois si robuste, n'a jamais pu reprendre son ancien genre de vie et ses rudes travaux.

<h2 style="text-align:center">§ III.</h2>

LÉSIONS DE L'ORIFICE ET DES VALVULES AORTIQUES.

Si l'on compare les affections des valvules aortiques à celles des valvules auriculo-ventriculaires, on reconnaît qu'elles n'en diffèrent par aucun caractère anatomique spécial. Les effets mécaniques de la maladie originaire sont les mêmes dans les deux cas. Ainsi le résultat ordinaire des maladies valvulaires de l'aorte est l'insuffisance avec ou sans rétrécissement.

Insuffisance aortique. — L'insuffisance valvulaire peut se produire de différentes manières à la suite de l'endocardite : le plus souvent elle est due à un ratatinement et à un épaisissement du bord libre des valvules, en sorte que les replis valvulaires étant raccourcis dans leur diamètre longitudinal l'occlusion de l'orifice devient incomplète, et il reste à la partie centrale une ouverture, habituellement de forme triangulaire, permettant au sang e refluer dans le ventricule gauche pendant la diastole de celui-ci.

Lorsqu'une insuffisance aortique s'est développée, c'est le ventricule gauche qui devient le siége des premières altérations consécutives. Recevant, à chaque diastole, nonseulement une certaine quantité de sang de l'oreillette, mais encore une partie du sang de l'aorte qui y afflue par l'effet de la pesanteur, ainsi que par le retrait élastique des parois aortiques, le ventricule se dilate en proportion variable suivant le degré de l'insuffisance. Ce même ventricule, obligé de mettre en mouvement une plus grande masse de sang, s'hypertrophie d'une manière très-considirable.

L'insuffisance des valvules aortiques n'influe pas toujours d'une manière bien marquée sur l'oreillette gauche et la circulation pulmonaire, car l'écoulement du sang de l'oreillette gauche et des veines pulmonaires n'est pas excessivement gêné. Le ventricule gauche hypertrophié pousse, à chaque contraction, dans le système artériel une plus grande quantité de sang avec une impulsion plus puissante. Il se fait ordinairement dans le cours de la maladie une dilatation du système artériel, particulièrement marquée au niveau des troncs les plus voisins du cœur. On observe assez souvent une dilatation anévrysmale de l'aorte ascendante.

Les phénomènes subjectifs de l'insuffisance aortique sont, au début, beaucoup moins graves que ceux de la lésion mitrale correspondante. Les malades accusent une sensation de battements cardiaques, s'exaspérant à la suite d'efforts musculaires ou de toute autre excitation : c'est pendant longtemps le seul symptôme; encore peut-il manquer quand la maladie n'est pas très-avancée. En général, on ne trouve pas cet état d'engorgement des veines et de cyanose qui distingue les lésions mitrales. Ces faits s'expliquent par l'hypertrophie secondaire du ventricule gauche, hypertrophie qui a pour but de neutraliser la tendance aux stases périphériques, résultant du ralentissement du cours du sang.

Si l'hyperthrophie du ventricule gauche atteint des proportions très-considérables et que les artères éprouvent des troubles nutritifs et un certain degré de relâchement, le cœur, faisant pénétrer, avec une force d'impulsion plus vive une plus grande quantité de sang dans le système artériel, il se produira en différents points du corps des congestions actives ; c'est ce que nous avons noté en parlant de l'hypertrophie du cœur en général.

Mais d'autres phénomènes se manifestent dans les cas où le tissu musculaire du ventricule gauche hypertrophié devient le siége d'un certain affaiblissement ou même d'une véritable dégénérescence ; les effets compensateurs sont annihilés et, par suite de la diminution de la force d'impulsion cardiaque, le cours du sang subit un ralentissement, lequel donne lieu à des stases dans le système veineux. Le ventricule gauche, se dilatant et s'engorgeant de plus en plus, l'écoulement du sang de l'oreillette sera notablement gêné. Les effets réunis de ces diverses causes auront pour conséquence le développement des phénomènes dont il a déjà été question à propos des sténoses mitrales, et qui doivent être rapportés à une hypérémie des poumons et des veines de la grande circulation.

Rétrécissement de l'orifice aortique. — Il est déterminé, dans le plus grand nombre des cas, par des épaississements, suite de l'endocardite ou bien encore de l'endartérite. Les effets les plus directs du rétrécissement aortique se produisent sur le ventricule gauche. Ce ventricule, ne pouvant se débarrasser entièrement de son contenu, se dilate à un degré correspondant à celui de la sténose. Il se développe une hypertrophie des parois ventriculaires par suite de la résistance qui s'oppose au libre dégorgement du ventricule. Ici encore, nous retrouvons la production d'une hypertrophie compensatrice, grâce à laquelle l'oreillette peut vider convenablement son contenu dans le ventricule. La compensation étant complète, on ne trouve dans les autres parties du cœur ni engorgement, ni dilatation appréciable. Mais lorsque la force compensatrice vient à diminuer, on ne tarde pas à voir se manifester une dilatation et une hypertrophie secondaire de l'oreillette gauche et du cœur droit, avec engorgement des vaisseaux pulmonaires et du système veineux. Le cœur droit ne se dilate pourtant pas autant dans les rétrécissements de l'orifice aortique, que dans les rétrécissements de l'orifice mitral.

Les symptômes subjectifs de la sténose aortique diffèrent suivant le degré de l'affection et suivant que la compensation est plus ou moins bien établie. En tous cas, les troubles sont ici infiniment plus faibles que dans la sténose mitrale, parce que la compensation peut se développer et se maintenir beaucoup plus facilement que dans cette dernière affection. Mais, néanmoins, on doit toujours s'attendre, à voir apparaître un jour ou l'autre, toutes les complications qui se manifestent dans les affections valvulaires alors que la compensation fait défaut.

En dernière analyse, les affections aortiques sont, de toutes les affections valvulaires, celles qui s'accordent le mieux avec l'intégrité des fonctions générales, parce que la compensation s'y fait d'une manière plus efficace et s'y maintient plus longtemps.

Aussi le traumatisme devra t-il avoir, pour les individus affectés de lésions aortiques, des conséquences moins nécessairement funestes que celles que nous avons observées jusqu'à présent dans les maladies du cœur.

Deux observations vont nous permettre d'en juger. La première est tirée d'un mémoire italien qui nous a été communiqué par M. Verneuil, et dont nous avons fait la traduction grâce à l'obligeant concours de notre ami le docteur Rodet. Quoique nous ayons résumé cette observation, elle est encore bien longue; mais nous n'aurions pu l'abréger davantage sans risquer de lui enlever son ca ractère d'originalité.

OBSERVATION V. — (Ligature de l'artère fémorale avec une corde de boyau, pour un anévrisme spontané du creux poplité chez un individu affecté d'insuffisance aortique et d'un état athéromateux généralisé des artères.— Guérison par M. le Dr G. Clementi, professeur à l'Université de Catanes.)

G. M..., âgé de quarante-deux ans, a toujours joui d'une bonne santé.

Sa mère vit encore et est en parfaite santé; son père est mort des suites de la goutte. M. M... est avocat, et a sans cesse travaillé avec ardeur à sa profession.

Au mois de juin de l'année 1875, sans cause appréciable, il fut pris dans l'articulation du genou gauche d'une douleur intense, qui, au bout de peu de temps, devint insupportable et força le malade à se mettre au lit pendant vingt jours environ. En même temps, il eut dans le creux poplité une toute petite tumeur sur laquelle il n'attira pas l'attention du médecin qui le soignait. Le repos seul parvint à faire cesser la douleur. Il retourna peu à peu à ses occupations et put marcher sans une fatigue notable pendant une bonne partie de la journée.

Au commencement de juillet de la même année, il fut de nouveau assailli par de fortes douleurs à ce même genou gauche et à la jambe correspondante; la tumeur apparut de nouveau, mais plus grosse que la première fois. Le repos et les calmants ne parvinrent pas à atténuer la douleur; et vers la fin du même mois, je fus requis de donner mon avis. Voici en peu de mots l'état du patient à ma première visite :

M. M... est de stature moyenne; son système osseux est bien développé; il n'est pas amaigri, mais seulement abattu par la douleur. Son visage est pâli par un flux hémorrhoïdal abondant qu'il n'a jamais cherhé à arrêter ni même à diminuer, partageant en cela l'erreur du vulgaire qui croit qu'une telle perte est un bienfait auquel on ne doit pas renoncer. — Température normale. — Le pouls est accéléré, 80 à 84 pulsations.

Le malade est couché sur le dos, la cuisse légèrement fléchie sur le bassin et dans l'abduction ; la jambe est ployée sur la cuisse à angle obtus. La partie moyenne du membre inférieur gauche est évidemment plus grosse que n'est cette même partie à droite. Le tissu sous-cutané du pied et de la jambe malade est œdématié au point de conserver pendant quelque temps l'impression faite avec la pulpe du doigt.

Dans le creux du jarret, on voit une tumeur pulsatile surpassant en haut la ligne médiane horizontale du creux poplité d'environ deux travers de doigt. Elle s'étend surtout dans la moitié inférieure en se perdant au milieu des ventres des jumeaux et du soléaire, sans limites bien déterminées. La tumeur est de forme régulière ; elle se réduit un peu par la compression directe ; sa consistance est élastique. En l'embrassant avec la paume de la main, on perçoit un léger frémissement vibratoire et une pulsation expansive isochrone au pouls de la radiale. Le stéthoscope révèle facilement un bruit de souffle intermittent sans rudesse, dont la plus grande intensité est à la partie médiane du jarret et coïncide avec la systole cardiaque. Le frémissement tactile, la pulsation et le bruit de souffle cessent lorsqu'on comprime complétement l'artère sur la branche horizontale du pubis. La pulsation de la tibiale postérieure en dedans de la malléole interne, ainsi que celle de la pédieuse, est assez difficile à percevoir. De la réunion de ces signes et des commémoratifs, il fut facile de conclure à un anévrysme mixte externe de l'artère poplitée ; et considérant que la tumeur descendait beaucoup plus bas dans la région du mollet, je jugeai qu'en même temps que l'artère poplitée proprement dite le tronc tibio-péronier devait aussi être dilaté et ulcéré.

L'examen objectif du système vasculaire présentait les signes suivants : battements visibles dans plusieurs espaces intercostaux ; l'impulsion cardiaque s'étend un peu en dehors de la ligne mammaire. A l'auscultation, on perçoit un bruit de souffle doux systolique, avec maximum d'intensité dans le deuxième espace intercostal droit ; un bruit de souffle diastolique plus rude et prolongé, avec maximum d'intensité à la base du cœur. En plaçant le stéthoscope sur la ligne axillaire antérieure ou postérieure gauche, on entend le timbre normal appartenant à la bicuspide. En enfonçant l'extrémité des doigts dans l'espace sus-claviculaire droit, on a une sensation très-nette de frémissement vibratoire, et l'étendue de la pulsation est plus grande que la normale. Les carotides battent d'une façon exagérée, chose qui avait été déjà notée depuis longtemps par le malade lui-même. Elles ne donnent ni frémissements au toucher, ni bruit de souffle à l'auscultation. Les artères temporales sont dures et serpentines. La pulsation de la radiale gauche ne se sent pas facilement, parce qu'elle se trouve située plus profondément que de coutume ; le pouls de la radiale droite est assez fort, mais il n'a rien de caractéristique ; ses parois sont un peu rigides et deviennent serpentines pendant la diastole. On ne trouve aucun bruit anormal le long des artères fémorales.

Le malade raconte que depuis quelque temps il avait ressenti l'exagération des battements de son cœur et des artères du pouls, mais que du reste, avant de se mettre au lit, il pouvait sans grande fatigue faire une longue promenade et monter des escaliers assez élevé.

Tous ces signes étaient suffisants pour établir qu'il y avait, outre l'anévyrsme, une dégénérescence athéromateuse de tout l'arbre artériel et une ectasie commençante du tronc brachio-céphalique. Le deuxième bruit de souffle que l'on percevait à la pointe du cœur et le long de l'aorte, ayant son maximum d'intensité à la base, annonçait une insuffisance des valvules aortiques. Je soupçonnais la sténose de l'ouverture artérielle qui accompagne souvent l'insuffisance valvulaire ; mais les autres symptômes qui suivent la stenose manquaient. Le souffle systolique qui se prolongeait le long de l'aorte était plus que suffisant pour justifier une altération athéromateuse de celle-ci.

L'anatomie pathalogique et la clinique nous enseignent que soit dans l'athéromasie des gros vaisseaux, soit dans l'insuffisance des valvules aortiques, on trouve une hypertrophie du cœur gauche et principalement du ventricule pour compenser les troubles circulatoires. Cela est nécessaire et pour vaincre l'obstacle plus grand apporté à la circulation du sang dans les canaux artériels devenus plus rigides et plus rugueux, et pour résister à la double pression que dans le cas d'insuffisance des valvules semi-lunaires le ventricule gauche supporte de la part du sang lancé par l'oreillette gauche et rejeté de l'arbre artériel par la fermeture imparfaite des valvules. Le manque de troubles fonctionnels était un argument de plus en faveur de l'hypertrophie du cœur gauche qui seule a l'habitude de produire le phénomène pathognomonique de cette affection valvulaire ; je veux parler du pouls bondissant.

Ayant mis hors de doute l'existence d'une dégénérescencé athéromateuse des gros vaisseaux, il était fort probable que cette dégénérescence avait aussi envahi les valvules semi-lunaires. Or, avec ces faits, un souffle diastolique doux et prolongé ne peut signifier autre chose qu'une clôture imparfaite des valvules sigmoïdes. Je crois en outre que de ce qu'on n'avait pas constaté à la percussion une augmentation considérable du volume du cœur gauche, on n'est pas autorisé à la nier ; car l'interposition d'une lame du poumon entre le cœur et la paroi thoracique, interposition qu'on voit survenir par une foule de raisons, peut très-bien faire diminuer l'étendue de la matité même avec un cœur de bœuf.

Pour peu qu'on réfléchisse sur les conditions nécessaires à la production un pouls bondissant, on reconnaîtra aisément qu'ici il manquait une des conditions principales. En effet ce phénomène est le résultat de la violence de la diastote artérielle, et de la vitesse avec laquelle la systote lui succède. Mais comme dans notre cas nous avions une altération anatomique des parois artérielles affaiblissant leur élasticité, le signe caractéristique du pouls bondissant devait nécessairement manquer. On doutait de l'existence des altérations anatomiques du système vasculaire, parce que l'examen fonctionnel n'offrait pas des phénomènes de dyspnée et les autres troubles relatifs à une circulation irrégulière. Mais outre que le diagnostic a être confirmé par le docteur Tomaselli, professeur de clinique médicale, je crois que ce n'est pas un fait nouveau en clinique qu'une altération notable des parois et des valvules aortiques compensée par l'hypertrophie excentrique de cœur gauche de telle façon que le malade ne souffre pendant un certain temps d'aucun malaise.

Avant d'entreprendre la cure du malade, on consulta plusieurs éminents professeurs, et il fut décidé que l'on tenterait d'abord la compression indirecte exercée sur le trajet de l'artère, entre le cœur et la tumeur anévrysmale. On commença, le 1er août, la compression digitale sur la partie supérieure de l'artère fémorale ; ce moyen fut continué pendant un mois sans résultat. Cédant alors aux désirs du malade et de sa famille, je pratiquai la ligature de l'artère fémorale au sommet du triangle de Scarpa, de la manière suivante :

Après avoir lavé toute la cuisse gauche avec une solution aqueuse d'acide phénique, et anesthésié la peau par la méthode de Richardson, j'incisai les téguments et j'arrivai au faisceau nervo-vasculaire, en ayant soin de faire envelopper la plaie dans l'atmosphère antiseptique de Lister. Dans ce premier temps de l'opération, deux petits vaisseaux furent coupés et liés immédiatement avec une chanterelle très-fine. Je soulevai l'artère sur une sonde cannelée et je la liai au moyen de deux cordes de boyau d'un diamètre d'environ huit dixièmes de millimètre. Lorsque je fus certain que les pulsations avaient cessé dans l'anévrisme et que l'auscultation m'eut averti qu'il n'existait aucun bruit de souffle, je coupai les chefs de mes lacs très-près des nœuds, de sorte que ceux-ci ne furent plus visibles lorsque les lèvres de la plaie se rapprochèrent.

Ayant ensuite lavé la plaie avec une solution d'acide phénique, je terminai l'opération dans l'atmosphère phéniquée. Je plaçai deux bandelettes huilées sur les lèvres de la plaie pour empêcher seulement la réunion de la peau, tout en permettant aux parties profondes de se réunir. J'achevai le pansement suivant les préceptes de Lister.

Voici, en peu de mots, les suites de l'opération :

1er jour. — Six heures après l'opération, la chaleur du membre est presque normale. Le malade a la sensation d'un corps chaud sur le dos du pied et à la jambe. T. S. 36°,8.

2e jour. — T. M. 37°. — T. S. 37°,2.

3e jour. — T. M. 37°,1. — T. S. 37,°2. Les parties profondes de la plaie sont presque réunies.

4e jour. — T. M. 37°,2. — T. S. 37°,4. La sensibilité tactile revient à l'état normal.

5e jour. — T. M. 37°,3. — T. S. 37°,6. Très-peu de pus.

8e jour. — La température n'a pas été prise, mais le toucher montre que la température est normale.

11e jour. — La prolifération épithéliale qui doit recouvrir la plaie est déjà commencée. Les parties profondes de la plaie se sont réunies par première intention, en emprisonnant la ligature appliquée sur l'artère.

Bref, la plaie ne s'est pas réouverte et la cicatrice était complète le vingt-sixième jour.

La tumeur anévrysmale avait visiblement diminué de volume dès le dix-huitième jour. Le vingt-huitième jour, il y avait encore au pied un peu d'œdème qui disparut promptement à l'aide de la compression.

L'opéré quitta le lit deux mois à l'opération, et le cinquième mois il pouvait marcher en s'appuyant sur un bâton ; il boîte seulement un peu.

Depuis, douze mois se sont écoulés, et il marche très-bien avec un degré presque imperceptible de claudication. Il est retourné à ses occupations professionnelles et se sent comme revenu à une nouvelle vie. Les phénomènes acoustiques du cœur et des gros vaisseaux n'ont pas changé. La tumeur anévrysmale a complétement disparu.

Obs. VI. — Recueillie par M. le professeur Verneuil. (Plaie légère de l'index de la main droite. — Lymphangite avec œdème considérable du membre. — Application de douze sangsues près de l'aisselle. — Hémorragie prolongée par les piqûres. — Anémie extrême. — Ouverture d'un abcès à la face interne du bras. — Six semaines après l'accident, troubles respiratoires, double hydrothorax, légère albuminerie, anasarque des membres inférieurs et du bras droit. — Rétrécissement aortique.)

Maingaut, 56 ans, maçon, entre à l'hôpital de la Pitié le 8 janvier 1877 ; c'est un homme de taille moyenne, un peu grêle, mais très-sobre, et qui, à Paris, depuis près de trente ans, n'a jamais pris le lit un seul jour. Nous avons appris, mais seulement beaucoup plus tard, que depuis un an il était parfois un peu essoufflé en montant les escaliers et lorsqu'il voulait courir. Nulle trace de scrofule, de syphylis ni de rhumatisme.

Le 15 décembre, il se blesse légèrement à l'index de la main droite et n'y accorde aucune attention ; mais le jour suivant, le doigt gonfle et devient douloureux, l'avant-bras et le bras se prennent à leur tour, la fièvre s'allume. Maingaut est obligé de quitter son travail et de s'aliter ; le médecin ordinaire, appelé, constate une tuméfaction considérable de tout le membre, avec induration très-douloureuse à la face interne du bras et dans le creux axillaire ; le tout accompagné de douleurs intenses et de forte fièvre. Il diagnostique une lymphango-adénite et fait appliquer douze sangsues sur la paroi antérieure de l'aisselle.

Ces sangsues sont posées à huit heures du soir. Les piqûres coulent toute la nuit ; on est obligé de les arrêter à neuf heures du matin : l'affaiblissement est si grand que le malade tombe en syncope et y reste près d'une demi-heure. Les douleurs et la réaction fébrile diminuent, mais non le gonflement, qui reste le même pendant plus d'une semaine ; perte d'appétit ; faiblesse extrême ; rien ne change du côté du bras. Maingaut entre à l'hôpital le 8 janvier dans l'état suivant : la petite plaie initiale est à peine visible ; la main et l'avant-bras n'offrent que de l'œdème sans rougeur et ne sont pas sensibles ; le bras est énormément tuméfié, surtout à sa face interne, depuis le pli du coude jusqu'à l'aisselle ; l'empâtement se continue le long des vaisseaux axillaires. La peau est épaissie, d'un rouge livide, confondue avec les couches profondes. Toute cette masse est sensible au toucher, rénitente ; mais j'y cherche en vain un point nettement fluctuant. Les mouvements du bras et surtout l'abduction sont presque impossibles.

L'état général est mauvais : pâleur du visage et de tout le corps, émaciation très-marquée, voix demi-éteinte, perte du sommeil et de l'appétit, apparence cachectique des plus prononcées, pouls à peine perceptible, température à 39°,5.

J'aurais bien voulu donner issue au pus dont la formation était certaine ; mais je dus m'abstenir, parce que je ne savais où aller le chercher, ni à quelle profondeur il siégeait, ni s'il occupait les ganglions axillaires ou le trajet des gros lymphatiques du bras, ni enfin s'il ne s'agissait pas en même temps d'une plébite huméro-axillaire à laquelle la tuméfaction énorme et persistante du membre faisait naturellement songer.

Aller, à l'aventure, chercher le foyer purulent aux environs du faisceau vasculo-nerveux eût constitué uue véritable opération que le sujet n'était guère capable de supporter sans péril.

Je crus d'abord à l'existence de quelque lésion viscérale inconnue et profonde, à quelque cachexie méconnue, et après avoir fait quelques prescriptions (frictions avec l'onguent napolitain, cataplasmes, élévation du membre, purgatif léger pour combattre la constipation, régime analeptique, etc.), je confiai à mon interne le soin de me découvrir les causes internes de la cachexie supposée.

A ma grande surprise, l'examen fut complétemant négatif. Les poumons et les viscères abdominaux ne semblaient point atteints. Seule, l'urine offrait une petite quantité d'albumine, phénomène très-commun dans les lymphangites et qui n'indique point de lésions rénales profondes. L'interrogatoire fait avec le plus grand soin ne donnait rien autre chose que la débilité, et comme l'hémorrhagie antérieure en rendait bien compte, je dus croire à une anémie traumatique simple. Chose assez remarquable, l'état du bras resta stationnaire pendant assez longtemps, je ne reconnus de fluctuation distincte sur le tiers supérieur que vers le 18 janvier ; mais elle était encore profonde, et je jugeai sage d'attendre l'amincissement de la peau. La teinte générale tendait à se relever, les douleurs étant médiocres, les fonctions digestives passables, il n'y avait point de péril pressant. Seule, la fièvre persistait ; mais le tracé thermométrique était fort régulier, oscillant sans cesse entre 38°,5 le matin et 39°,5 le soir.

Du 22 au 25 cependant, à mesure que la collection s'approchait de la surface, le thermomètre montait progressivement, et le soir dépassait 40 degrés.

Le 25, une incision de 5 centimètres pratiquée sur le bras, à quatre travers de doigt de l'aisselle, donna issue à deux ou trois cuillerées de pus de bonne nature. La fièvre diminue le lendemain et le bras dégonfle d'un quart environ.

Les jours suivants, l'amélioration locale et générale s'accentua davantage, le pus continua à couler abondamment mélangé de sérosité, la main et l'avant-bras reprirent à peu de chose près leurs dimensions.

Spontanément, une autre collection purulente venant des profondeurs de l'aisselle et très-probablement des ganglions s'ouvrit par deux orifices ; le thermomètre n'oscillait plus qu'entre 38° et 37°.

Je croyais ce pauvre homme hors d'affaire, lorsque l'interne du service me fit connaître une complication imprévue et de date récente. A la visite du soir, le 30 janvier, Maingaut se plaignit de malaise et d'oppression. M. Kirmisson l'ausculta, et du même coup découvrit un double épanchement dans les plèvres, un bruit de souffle intense au premier bruit du cœur, et enfin une infiltration séreuse considérable des deux membres inférieurs, du scrotum et du bras blessé.

L'anasarque, paraît-il, avait débuté environ trois jours avant; mais personne n'en avait été informé.

Je vérifiai ces fâcheuses découvertes et portai le diagnostic de rétrécissement aortique. Peu sûr de moi, néanmoins sur ce terrain, je priai M. Peter, mon collègue à la Pitié, de vouloir bien me donner son avis. Il reconnut une *lésion de l'origine de l'aorte avec altération de l'orifice et ses valvules ayant amené un rétrécissement*. Je prescrivis tous les jours une cuillerée d'eau-de-vie allemande; dans l'intervalle, le vin diurétique de Trousseau, puis le quinquina et une alimentation aussi substantielle que le permettait le pouvoir digestif; enfin les badigeonnages iodés sur la cage thoracique.

Le traitement paraît avoir donné de bons résultats; l'œdème des membres et l'oppression ont à peu près diminué. L'appétit s'est réveillé; la température est tombée entre 36° et 37°. La plaie et les fistules axillaires ont longtemps et abondamment suppuré. Quant à la lésion cardiaque, elle persiste avec toute son intensité et son incurabilité.

Les résultats si favorables de l'opération qui a été pratiquée chez le malade de l'observation V, en dépit de son insuffisance aortique, de l'état athéromateux de ses artères et de son cœur de bœuf, ces résultats, disons-nous, n'infirment en aucune façon cette opinion que les cardiaques ne sont pas à même de supporter impunément des lésions traumatiques, même légères.

L'issue heureuse de l'opération ne prouve qu'un chose: c'est que chez cet homme l'hypertrophie cardiaque était assez compensatrice pour surmonter tous les obstacles qui étaient opposés au cours du sang. Mais il est plus que probable qu'étant donné les immenses résistances qu'elle a à vaincre, cette hypertrophie ne tardera pas à se transformer en dilatation passive et, dès lors, le malade sera exposé à tous les accidents que nous avons signalés.

Le malade de l'observation VI présente de nombreuses analogies avec celui de l'observation IV. Tous deux ont éprouvé des complications locales analogues, et chez tous les deux les accidents locaux ont retenti sur l'affection du cœur et en ont déterminé l'évolution. Nous allons en dire quelques mots dans le paragraphe suivant.

§ IV.

INFLUENCE DES LÉSIONS TRAUMATIQUES SUR LA MARCHE DES AFFECTIONS CARDIAQUES.

Comme nous l'avons vu en terminant les quelques considérations que nous avons exposées sur la pathologie du cœur, les maladies de cet organe, tout en suivant une marche lente et régulière, n'attendent qu'une occasion, le plus petit trouble survenant brusquement, pour revêtir aussitôt un caractère de gravité plus accentué ; et ce trouble est produit par les modifications profondes qu'apportent à l'organisme des blessés les lésions traumatiques, surtout lorsque surviennent des complications, soit générales, comme la fièvre traumatique, soit locales, comme les inflammations et les engorgements des parties atteintes.

Une loi générale établie dans ces derniers temps, et bien digne de fixer l'attention, c'est le retentissement des lésions traumatiques sur les maladies générales préexistantes.

L'année dernière, M. le professeur Verneuil faisait voir comment les blessures des rhumatisants ont la propriété singulière de rappeler la diathèse, de telle sorte qu'à la

suite d'une fracture, par exemple, un rhumatisant subira
le développement d'une poussée aiguë de rhumatisme
articulaire. Et il n'y aura pas, dans ce cas, seulement une
arthrite de l'articulation voisine de la fracture, ce qui
pourrait être mis sur le compte de la propagation de l'inflammation, mais plusieurs articulations éloignées seront
prises à la fois ; en un mot, il semble, comme le dit
M. Verneuil, que la lésion traumatique ait « *battu le rappel* »
de la diathèse.

On avait déjà signalé des faits analogues chez les goutteux. En effet, des observations très-multipliées prouvent
que le traumatisme chez les goutteux est fréquemment suivi
de manifestations locales qui peuvent être considérées
comme une véritable déviation de la marche normale de
la blessure.

Tous les auteurs qui ont écrit sur la goutte ont noté ces
faits. M. Berger[1], dans sa thèse de concours d'agrégation,
cite le passage suivant d'une annotation de M. Charcot à
l'ouvrage de Garrod[2] : « Une grande fatigue physique est
souvent suivie d'un accès, on peut en dire autant d'un
coup violent, d'une chute ou de toute autre cause traumatique.
Il existe dans la science maints exemples de fractures des membres, luxations, voire même d'opérations
chirurgicales qui ont été suivies d'accès de goutte.

Une lésion produite en un point du corps n'agit pas
seulement en provoquant le développement de la goutte,
mais encore en déterminant le siége de l'affection locale.
Il est à remarquer, ajoute M. Charcot, que les accès de
goutte qui se produisent en pareilles circonstances, ont,

---

1. Berger. De l'influence des maladies constitutionnelles sur la marche
des lésions traumatiques. Th. de conc. d'agrég. — Paris. 1876.

2. Goutte et rhumatisme goutteux. — Trad. par Charcot et Ollivier,
1867, p. 324.

en général, moins d'intensité que ceux qui se développent
spontanément, et, si l'on peut dire, en leur temps. »

Il serait difficile de trouver des exemples plus remar-
quables de l'influence du traumatisme sur l'évolution des
affections du cœur que ceux qui nous sont offerts par les
deux malades dont l'hi toire a été racontée dans les observations IV et VI. S'il s'était agi d'individus ayant déjà
souffert du cœur, le développement de la congestion pulmonaire, de l'œdème, des hydropisies aurait peut être
offert moins d'intérêt. Mais ces deux hommes, quoique
porteurs de lésions valvulaires anciennes, n'avaient jamais
présenté de symptômes d'asystolie.

Il faut, pour nous rendre compte de ce qui s'est passé,
admettre que le cœur se trouvait en quelque sorte placé
sur les limites de la compensation, si bien, que sollicité
outre mesure par les nouvelles exigences que lui créaient
les complications locales, et principalement l'œdème inflammatoire développé au voisinage des plaies, il s'est
rendu, et est arrivé à la dilatation passive que nous avons
décrite plus haut avec ses conséquences. Il y a donc bien
là, ainsi que le disait M. Verneuil « *comme un échange de
mauvais procédés* »; la lésion cardiaque a d'abord amené
les complications et, celles-ci arrivées, le cœur a été obligé
de céder à son tour.

§ V.

PATHOGÉNIE DES HÉMORRHAGIES CHEZ LES CARDIAQUES

Si l'on veut bien réfléchir à la fréquence des hémorrhagies spontanées dans les maladies du cœur, hémorrhagies
bronchiques, hémorrhagies cérébrales, hématémè-es, epi-

staxis, etc., on ne tarde pas à s'apercevoir que le sang dont est surchargé le système veineux et, par contre coup, le système capillaire, s'échappera abondamment par la moindre ouverture faite à ces vaisseaux. C'est ainsi qu'on a vu des piqûres de sangsues amener une hémorrhagie très-inquiétante chez le malade dont l'histoire a été racontée dans l'observation VI.

En rappelant les principaux symptômes des lésions du cœur, nous avons parlé des phénomènes mécaniques en vertu desquels la tension sanguine est considérablement augmentée dans les veines et les capillaires; assurément, cet excès de pression intra-vasculaire doit contribuer à la production des hémorrhagies, mais cette cause ne saurait suffire pour expliquer à elle seule l'abondance et la persistance des hémorrhagies traumatiques observées chez les cardiaques. Il est bien probable que les veines distendues pourront se désemplir en grande partie à la faveur d'une solution de continuité intéressant les capillaires ou quelques ramuscules veineux; mais les obstacles apportés par les valvules au retour du sang dans les veines arrêteraient promptement son écoulement; d'ailleurs le sang perdu par les malades dans ces circonstances ne présente pas les caractères du sang purement veineux.

L'excès d'énergie de la systole ventriculaire a été regardé par beaucoup d'auteurs comme capable de produire des hémorrhagies. Cette cause peut avoir son importance lorsque le ventricule gauche, considérablement hypertrophié, chasse l'ondée sanguine avec une force exagérée. Cependant, nous ne croyons pas que la cause de ces hémorrhagies réside uniquement dans des phénomènes mécaniques.

Si nous nous souvenons, en effet, que les principales conditions nécessaires à l'hémostase sont, d'une part, la coagulabilité du sang, d'autre part, la contractibilité des vaisseaux, nous verrons que dans le cours des maladies du cœur, ces deux conditions font toujours défaut, puisqu'elles ne peuvent se concilier avec des altérations du sang et l'affaiblissement des vaisseaux.

1° *Altérations du sang.* — L'analyse du sang des cardiaques, tout au moins dans l'asystolie confirmée, a montré le plus souvent une diminution de l'albumine, même quand il n'existait pas d'albuminurie concomitante, une diminution des globules, des sels, des matières grasses et des matières extractives ; le plus souvent aussi on a trouvé le chiffre normal de la fibrine ; par conséquent, toujours une augmentation de la quantité d'eau. Les différentes analyses, on le conçoit, n'ont pas toutes donné des chiffres identiques, mais la plupart de celles qui ont été publiées aboutissent aux résultats qui viennent d'être cités.

Tout porte à croire que les altérations du sang sont consécutives à la maladie d'un organe ou d'un appareil ; et, bien qu'il ne soit guère facile d'en expliquer la genèse, il serait impossible d'expliquer les maladie du sang sans faire intervenir le trouble d'un ou de plusieurs viscères.

Or, ces troubles secondaires des grands organes splanchniques se montrent d'une manière manifeste lorsque l'affection cardiaque n'est pas suffisamment compensée. Après les poumons, ce sont les reins qui éprouvent les les premiers les effets de la congestion, ce qu'on constate par la présence de l'albumine dans l'urine.

Puis la rate et le foie, subissant à leur tour les effets de la stase du système porte, éprouvent des modifications variables. Le rôle de la rate comme organe hématopoiétique est loin d'être bien défini ; il n'est donc pas facile d'indiquer comment elle contribue ici aux altérations du sang et à la production des hémorrhagies.

Les anciens étaient persuadés que les maladies de la rate prédisposaient aux hémorrhagies spontanées. Hippocrate, Celse, croyaient que les hémorrhoïdes, les hématémèses, les flux intestinaux étaient amenés par les affections spléniques. Mais le docteur Collin, qui a étudié en Afrique les maladies de la rate chez un nombre considérable d'individus atteints de fièvre paludéenne, et dont beaucoup présentaient une hypertrophie considérable de ce viscère, n'a constaté aucune hémorrhagie [1]. Il est porté seulement à croire que l'hypertrophie de la rate, lorsqu'elle est accompagnée de ramollissement, est favorisée par la diminution de la fibrine du sang, diminution qui a été constatée dans les fièvres pernicieuses ou les récidives de l'état fébrile.

Mais l'organe dont les modifications influent le plus sur la composition du sang et sur la production des hémorrhagies est sans contredit le foie. Monneret, en 1854, a fait voir la fréquence des épistaxis dans le cours des maladies hépathiques. Sans nous occuper de l'importance du foie comme organe d'hématose, nous savons que, lorsqu'il est lésé dans sa texture ou dans ses fonctions, le sang s'coule souvent par l'estomac, l'intestin, les fosses nasales et la peau. Qu'est-ce qui détermine l'hémorrhagie dans les maladies du foie ? Apparemment une altération du sang qu'il ne nous est pas donné encore de déterminer. Y a-t-il diminution de la fibrine ou modification dans la constitution de cet élément ? Nous ne savons. Ce qui est certain c'est qu'on ne peut attribuer l'écoulement sanguin à la réten-

1. Collin, Recherches sur les altérations et le rôle pathogénique de la rate dans les fièvres paludéennes en Algérie, 1858.

tion de la bile, ainsi que cela avait été dit, puisque, en effet, nous voyons des hémorrhagies sans ictère dans la cirrhose. C'est principalement dans cette dernière affection que les hémorrhagies sont fréquentes ; bien que Monneret ait appelé d'une manière toute spéciale l'attention sur ce symptôme, il avait été déjà mentionné par Hippocrate et les anciens médecins.

Les épistaxis, dans la cirrhose, s'effectuent par l'une ou l'autre des fosses nasales, par la narine droite plus souvent que par la gauche ; l'hémorrhagie a quelquefois lieu par les gencives, ainsi que par la muqueuse de l'estomac ; et on a de ces faits de nombreuses observations dans lesquelles aucune lésion viscérale autre que celle du foie ne pouvait rendre compte de l'hémorrhagie.

Selon Monneret, quand à une période déjà avancée des maladies du cœur on voit apparaître l'épistaxis et l'ictère, on peut être sûr que le foie est congestionné ou atteint de cirrhose, complication beaucoup plus rare que la congestion hépatique avec laquelle on confond souvent à tort la cirrhose. « Nous n'hésitons pas à dire que ces hémorrhagies, observées d'ailleurs assez rarement dans les maladies du cœur, sont favorisées dans leur développement par la maladie du foie et particulièrement par la cirrhose ou par les congestions en partie mécaniques qui en sont très distinctes. Dans les deux cas, le sang, gêné dans son cours, subit plus tard une modification dans sa composition chimique. » (*Monneret. — Archiv. génér. de médec.*, 1854, p. 651).

Bianchi attribue les hémorrhagies dans le cours des maladies du foie à l'altération des liquides et à la diminutiou de l'espace vasculaire que déterminent les obstructions hépatiques. Le sang fait alors effort contre les vaisseaux et s'échappe par les narines. Pourquoi suit-il cette voie plutôt que toute autre dans la cirrhose et la plupart des maladies hépatiques? Il est rationnel d'admettre que s'il trouvait une voie toute préparée par une lésion traumatique, il s'écoulerait tout naturellement par cette voie. Et en effet, s'il survient des épistaxis plutôt que des hémorrhagies en tout autre point, c'est que les capillaires des fosses nasales se laissent plus facilement rompre que ceux des autres régions par la pression intra-vasculaire; car ne serait-il pas bien singulier de voir une maladie locale, telle que la cirrhose, par exemple, produire une hémorrhagie dans un organe éloigné et dont les connexions avec les parties malades sont nulles ou totalement ignorées.

Indépendamment des altérations du sang qui surviennent, comme nous venons de le voir, à bref délai chez les cardiaques, il est encore une autre cause d'hémorrhagies qui vient s'ajouter à celle-là et qui, au besoin, pourrait s'en passer, pour faire comprendre à elle seule la difficulté que le chirurgien éprouve à obtenir l'hémostase dans certains cas; nous voulons parler de l'affaiblissement des vaisseaux qu'on observe dans les affections du cœur.

2° *Affaiblissement des vaisseaux.* — L'affaiblissement vasculaire survient dans plusieurs conditions. Selon Stokes[1], ces conditions peuvent consister :

1° Dans une simple diminution de l'influx nerveux ;

2° Dans une altération organique quelconque qui détruit l'élément musculaire ou élastique.

M. Rigal[2] ajoute que cet affaiblissement vasculaire peut se montrer encore dans un certain nombre d'états morbides qui ont pour effet commun d'agir sur la fibre mus-

1. Stokes, loc. cit.
2. Rigal. De l'affaiblissement du cœur et des vaisseaux dans les affections cardiaques. Thèse de Paris, 1866.

culaire, et de lui faire perdre ses propriétés intimes : la tonicité et l'irritabilité. C'est ainsi qu'agit la distension prolongée des vaisseaux capillaires lorsqu'il y a stase sanguine par suite d'obstacles mécaniques considérables à la circulation du sang.

Ces diverses causes ne sauraient être séparées les unes des autres ; l'une pourra prédominer et exercer une influence plus marquée, mais plus souvent elles marcheront ensemble.

La diminution de l'influx nerveux agit habituellement sur la totalité du système circulatoire ; mais il peut arriver que le cœur soit seul affecté, de même que dans un certain nombre de cas on voit le système vasculaire s'affaiblir, alors que le cœur conserve non-seulement son énergie, mais encore se trouve dans un état de surexcitation.

D'après Stokes, l'affaiblissement des vaisseaux par diminution de l'influx nerveux, n'est, dans un grand nombre de maladies du cœur, qu'une manifestation de l'affaiblissement de toute l'économie, soit par la maladie de cœur elle-même, soit par les maladies antérieures ou intercurrentes, le cœur et les vaisseaux participant au même degré que les autres organes à la faiblesse générale de l'organisme.

Les altérations organiques qui agissent soit sur l'élément musculaire, soit sur l'élément élastique du système cardio-vasculaire, exerceront sur la circulation une influence incontestable. La plus importante de ces altérations est la dégénérescence graisseuse qui peut atteindre soit le cœur, soit les artères ; elle peut affecter les artérioles d'un très-petit calibre, mais on ne l'a pas rencontrée dans les capillaires ou dans les veines.

Après la dégénérescence graisseuse, les altérations les plus importantes sont pour les artères la transformation calcaire, et pour le cœur la dégénérescence fibreuse. Cette

dernière altération est bien rare, mais la transformation calcaire s'observe, au contraire, très-fréquemment ;
elle a pour effet immédiat de détruire l'élasticité et la contractilité des artères. Ajoutons enfin que l'accumulation
du sang, qui résulte d'un obstacle mécanique à la circulation et amène une distension prolongée des vaisseaux,
a pour effet d'agir directement sur la fibre musculaire et
de lui faire perdre sa tonicité et son irritabilité.

De l'affaiblissement des vaisseaux résulte leur dilata
tion, et lorsque cet affaiblissement porte sur les artérioles,
les capillaires et les veinules, c'est-à-dire sur la partie pé-
risphérique du système vasculaire, il est dû à la diminution plus ou moins grande de la contractilité. Selon
M. Rigal, il est la conséquence de la paralysie des filets
vaso-moteurs émanant du grand sympathique. « Les vaisseaux paralysés se dilatent : une quantité de sang beaucoup
plus considérable qu'à l'état normal traverse un organe,
qui se trouve modifié dans son volume, son poids, ses
rapports, sa circulation et ses fonctions. Cet état d'un
organe, dont les vaisseaux dilatés sont affaiblis, constitue
la congestion de cet organe[1]. »

En adoptant cette théorie, qui semble bien rationnelle,
on se rend compte des principaux phénomènes congestifs
que nous avons signalés tout à l'heure. De plus, ces congestions, dans les maladies du cœur, présentent un caractère d'acuité qui fait qu'on ne saurait les comparer rigou-
reusement aux congestions qui succèdent dans les expé-
riences physiologiques à la section du grand sympathique.

Si donc, on admet qu'outre les lésions valvulaires con-
stituant des obstacles au cours du sang, il existe un affaiblissement du système vasculaire, on comprend combien

1. Rigal, loc. cit., p. 60.

la circulation sera facilement enrayée, puisque les deux causes s'ajouteront ; et cet état de choses nous paraît plus que suffisant pour l'interprétation des hémorrhagies et des phlegmasies que nous verrons survenir chez des blessés placés dans ces conditions.

Il ne peut guère, comme nous l'avons vu, exister de maladie cardiaque un peu invétérée, sans qu'en même temps il n'existe à un degré quelconque des troubles dans la nutrition générale et des altérations du sang ; mais il nous semble que, même en l'absence de cette dernière circonstance, les hémorrhagies seront à redouter chez les cardiaques, les troubles vasculaires pouvant à eux seuls entraver l'hémostase.

CONCLUSIONS.

L'étude que nous venons de faire sur l'influence réciproque des maladies cardiaques et du traumatisme est bien incomplète, assurément, et exige des observations nouvelles et plus nombreuses. Mais en attendant, nous nous croyons autorisés par ce qui précède à poser les conclusions suivantes :

1° Les affections organiques du cœur prédisposent aux complications des lésions traumatiques. Ces complications consistent principalement en des hémorrhagies et des inflammations diffuses, tout au moins en un retard notable de la cicatrisation.

2° La constatation d'une affection cardiaque chez un blessé sera toujours d'un pronostic grave, puisque le plus souvent ce blessé sera sous le coup d'une diathèse originelle, cause première de la maladie du cœur, et qu'en outre, toute lésion du cœur existant depuis longtemps entraîne des troubles de la nutrition générale et des fonctions des vaisseaux, ainsi que des grands organes splanchniques, lors même que le malade n'est pas encore arrivé à la période d'asystolie et qu'il a conservé une bonne santé apparente.

3° Dans la grande majorité des cas, les lésions mitrales placeront les blessés dans des conditions plus défavorables que les lésions aortiques.

4° Les lésions traumatiques étendues ou les accidents graves venant compliquer les plaies d'individus atteints de maladies cardiaques, retentissent sur celles-ci, font cesser la compensation et déterminent l'apparition des phénomènes asystoliques.

5° Dans le traitement des blessures chez les cardiaques, le chirurgien devra ne pas perdre de vue l'affection organique et combattre les complications par un traitement interne approprié; contre les hémorrhagies surtout, indépendamment des hémostatiques locaux, on emploiera une médication générale. L'administration de la digitale est alors spécialement indiquée.

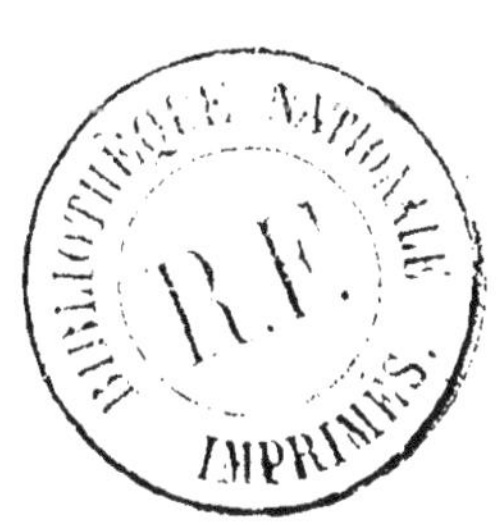

9 782013 545549